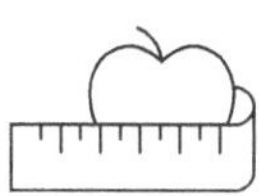

MEINE KÖRPERMAßE

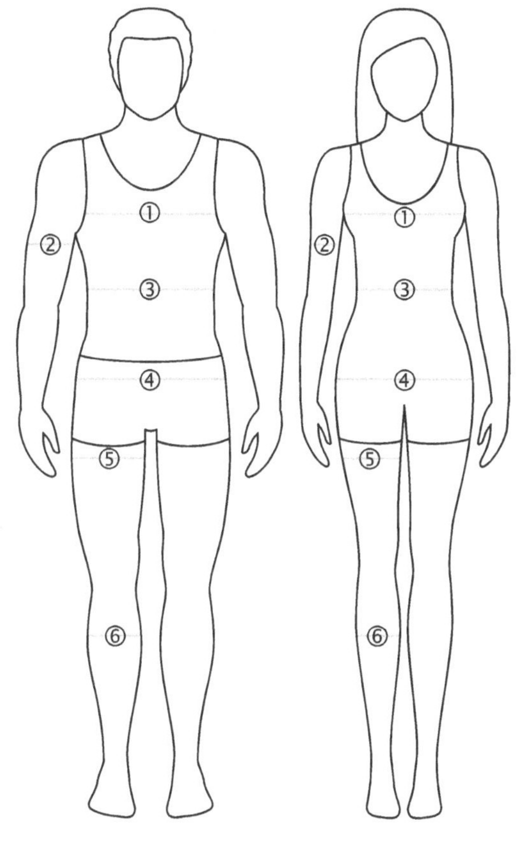

① Brust

② Arm

③ Taille

④ Hüfte

⑤ Oberschenkel

⑥ Waden

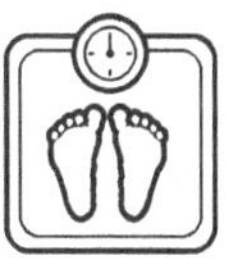

Mein aktuelles Gewicht

Body-Mass-Index

Meine Ziele:

Feiere deine Fortschritte und kreuze jeden geschafften Tag an!

Woche 1	1	2	3	4	5	6	7
Woche 2	8	9	10	11	12	13	14
Woche 3	15	16	17	18	19	20	21
Woche 4	22	23	24	25	26	27	28
Woche 5	29	30	31	32	33	34	35
Woche 6	36	37	38	39	40	41	42
Woche 7	43	44	45	46	47	48	49
Woche 8	50	51	52	53	54	55	56
Woche 9	57	58	59	60	61	62	63
Woche 10	64	65	66	67	68	69	70
Woche 11	71	72	73	74	75	76	77
Woche 12	78	79	80	81	82	83	84
Woche 13	85	86	87	88	89	90	

Tag 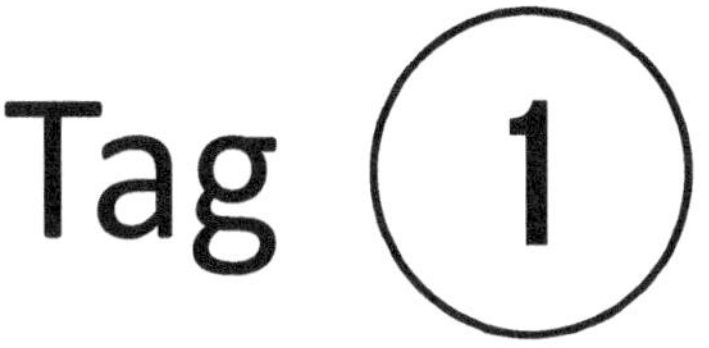 1

Datum: ....

Stimmung:    

Frühstück:	**Mittagessen:**	**Abendessen:**

Snacks:

Gesamtkalorien: Gewicht   Schlafdauer   Wasser

Sportliche Aktivitäten:

Zusätzliche Notizen:

Tag (2)

Datum: ....

Stimmung:    
○   ○   ○   ○

Frühstück: **Mittagessen:**   **Abendessen:**

....

Snacks:

....

Gesamtkalorien: Gewicht   Schlafdauer   Wasser

....

Sportliche Aktivitäten:

....

Zusätzliche Notizen:

....

Tag 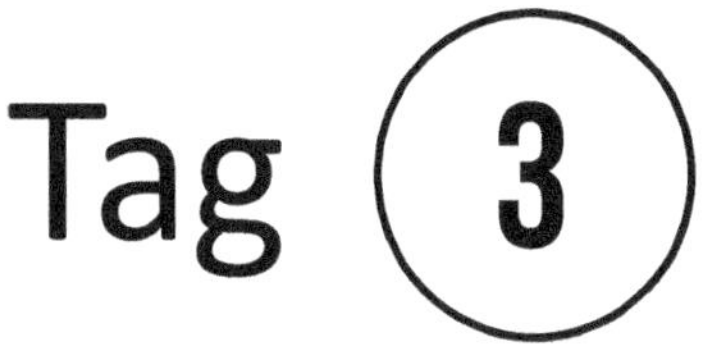 3

Datum: ....

Stimmung:    
     ○   ○   ○   ○

Frühstück:	**Mittagessen:**	**Abendessen:**
....	....	....
....	....	....
....	....	....
....	....	....
....	....	....

Snacks:

....	....	....
....	....	....
....	....	....
....	....	....

Gesamtkalorien: **Gewicht**   **Schlafdauer**   **Wasser**

....

Sportliche Aktivitäten:

....

....

....

....

....

Zusätzliche Notizen:

....

....

Tag 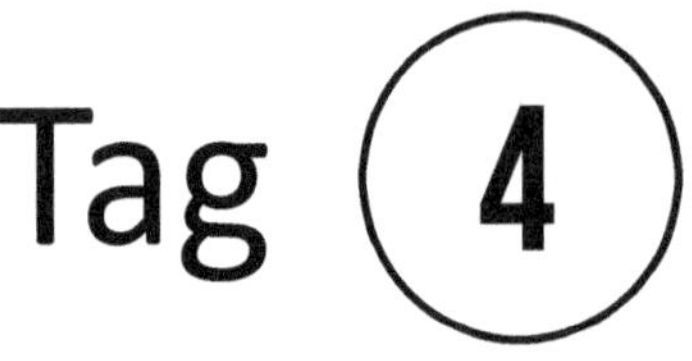 4

Datum: ....

Stimmung:    
○   ○   ○   ○

Frühstück: **Mittagessen:**   **Abendessen:**

....

....

....

....

Snacks:

....

....

....

....

Gesamtkalorien: 🔲 **Gewicht**   🛏 **Schlafdauer**   🥛 **Wasser**

....

Sportliche Aktivitäten:

....

....

....

....

....

Zusätzliche Notizen:

....

....

Tag 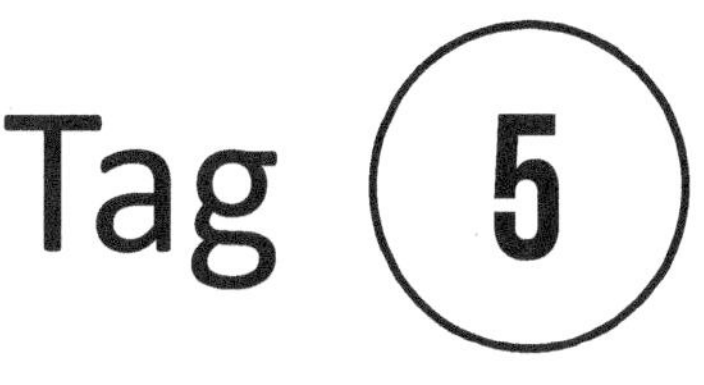 5

Datum: ....

Stimmung:    

○   ○   ○   ○

Frühstück:

....

....

....

....

Mittagessen:

Abendessen:

Snacks:

Gesamtkalorien: 🔲 **Gewicht**   🛏 **Schlafdauer**   🥛 **Wasser**

....

Sportliche Aktivitäten:

....

....

....

....

....

Zusätzliche Notizen:

....

....

Tag 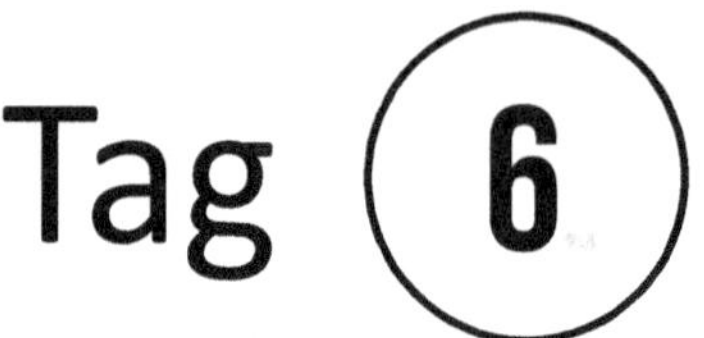 6

Datum: ....

Stimmung:    

○　　　○　　　○　　　○

Frühstück: **Mittagessen:**   **Abendessen:**

....

....

....

....

Snacks:

....

....

....

....

Gesamtkalorien: Gewicht   Schlafdauer   Wasser

....

Sportliche Aktivitäten:

....

....

....

....

....

Zusätzliche Notizen:

....

....

....

Tag  7

Datum: ....

Stimmung:    
○　　○　　○　　○

Frühstück:	**Mittagessen:**	**Abendessen:**

....

Snacks:

....

Gesamtkalorien: 　　　🔲 Gewicht 　　　🛏 Schlafdauer 　　　🥛 Wasser

.... 　　.................... 　　.................... 　　....................

Sportliche Aktivitäten:

....

Zusätzliche Notizen:

....

Tag 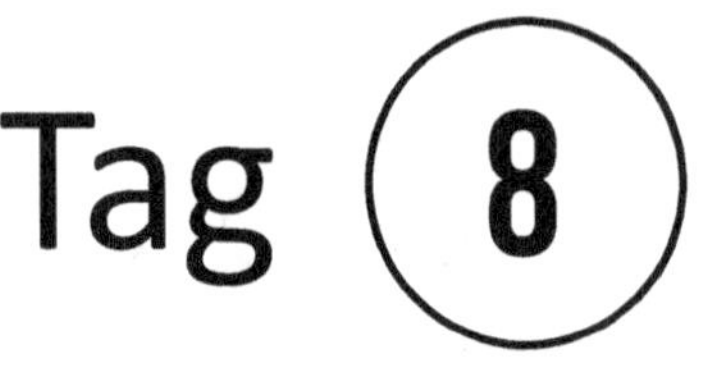 8

Datum: ....

Stimmung:    
           ○   ○   ○   ○

Frühstück: **Mittagessen:**   **Abendessen:**

....

....

....

....

Snacks:

....

....

....

....

Gesamtkalorien: Gewicht   Schlafdauer   Wasser

....

Sportliche Aktivitäten:

....

....

....

....

....

Zusätzliche Notizen:

....

....

Tag 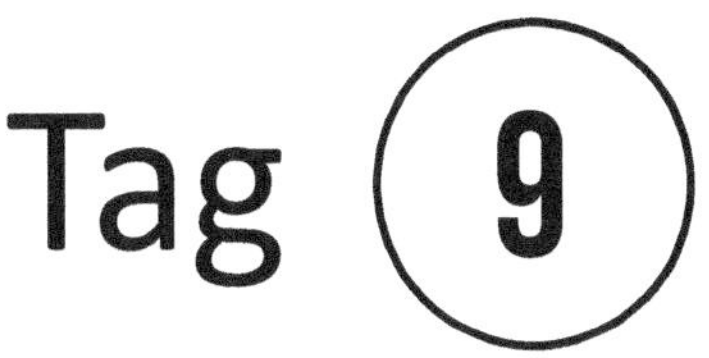 9

Datum: ....

Stimmung:    
○ ○ ○ ○

Frühstück: **Mittagessen:**   **Abendessen:**

....
....
....
....

Snacks:

....
....
....
....

Gesamtkalorien: 🔲 **Gewicht**   🔲 **Schlafdauer**   🔲 **Wasser**

....

Sportliche Aktivitäten:

....
....
....
....
....

Zusätzliche Notizen:

....
....

Tag 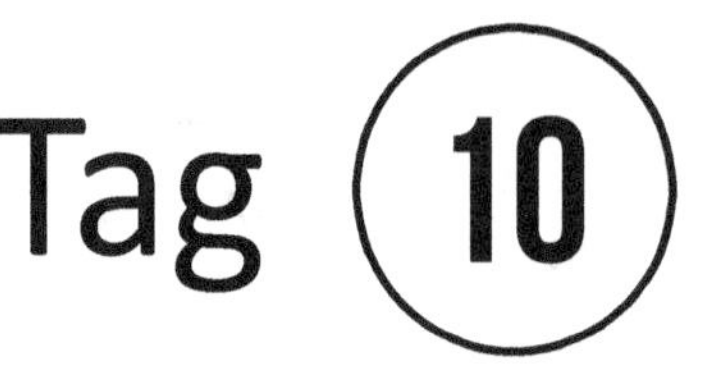 10

Datum: ....

Stimmung:    

            ○   ○   ○   ○

Frühstück:	**Mittagessen:**	**Abendessen:**
....	....	....
....	....	....
....	....	....
....	....	....

Snacks:

Gesamtkalorien: **Gewicht**   **Schlafdauer**   **Wasser**

....

Sportliche Aktivitäten:

Zusätzliche Notizen:

Tag  11

Datum: ....

Stimmung:    
            ○   ○   ○   ○

Frühstück:	Mittagessen:	Abendessen:
....	....	....
....	....	....
....	....	....
....	....	....

Snacks:

....	....	....
....	....	....
....	....	....
....	....	....

Gesamtkalorien: 🔲 **Gewicht**   🛏 **Schlafdauer**   🥛 **Wasser**

....

Sportliche Aktivitäten:

....

....

....

....

....

Zusätzliche Notizen:

....

....

Tag 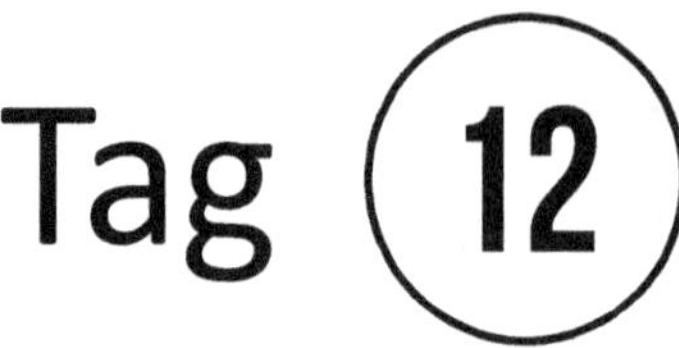 12

Datum: ....

Stimmung:    

Frühstück: **Mittagessen:**   **Abendessen:**

....

....

....

....

....

Snacks:

....

....

....

....

Gesamtkalorien: Gewicht   Schlafdauer   Wasser

....

Sportliche Aktivitäten:

....

....

....

....

....

Zusätzliche Notizen:

....

....

Tag 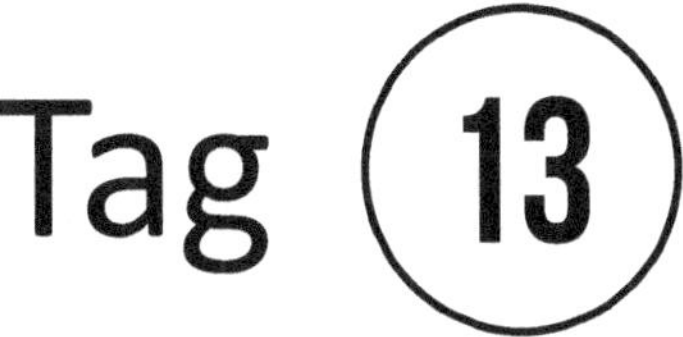 13

Datum: ....

Stimmung:    
        ○   ○   ○   ○

Frühstück:	**Mittagessen:**	**Abendessen:**
....	....	....
....	....	....
....	....	....
....	....	....
....	....	....

Snacks:

....

....

....

....

....

Gesamtkalorien: 📠 **Gewicht**   🛏 **Schlafdauer**   🥤 **Wasser**

....

Sportliche Aktivitäten:

....

....

....

....

....

....

Zusätzliche Notizen:

....

....

Tag 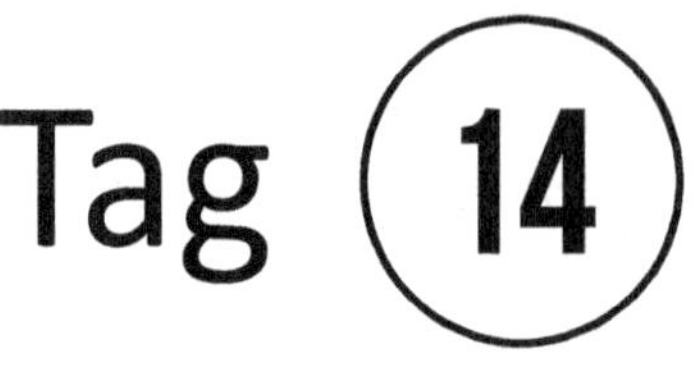 14

Datum: ....

Stimmung:    

Frühstück: **Mittagessen:** **Abendessen:**

Snacks:

Gesamtkalorien: **Gewicht** **Schlafdauer** **Wasser**

Sportliche Aktivitäten:

Zusätzliche Notizen:

Tag 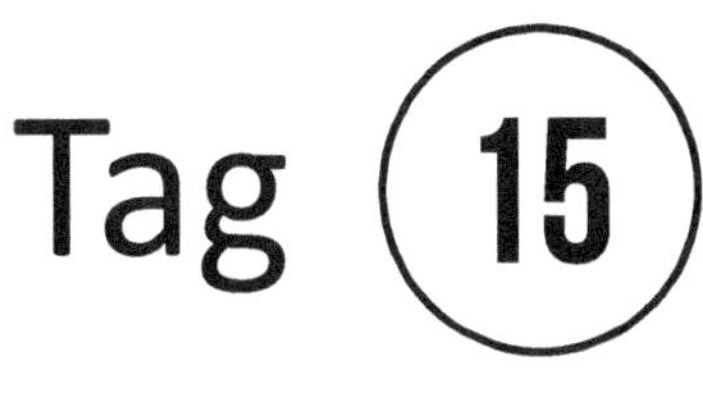 15

Datum: ....

Stimmung:    
○　　　○　　　○　　　○

Frühstück:　　　　　　**Mittagessen:**　　　　　　**Abendessen:**

....　　...........................　　...........................

....　　...........................　　...........................

....　　...........................　　...........................

....　　...........................　　...........................

Snacks:

....　　...........................　　...........................

....　　...........................　　...........................

....　　...........................　　...........................

....　　...........................　　...........................

Gesamtkalorien:　　🗒 Gewicht　　🛏 Schlafdauer　　🥛 Wasser

....　　.........................　　.........................　　.........................

Sportliche Aktivitäten:

....

....

....

....

....

Zusätzliche Notizen:

....

....

Tag 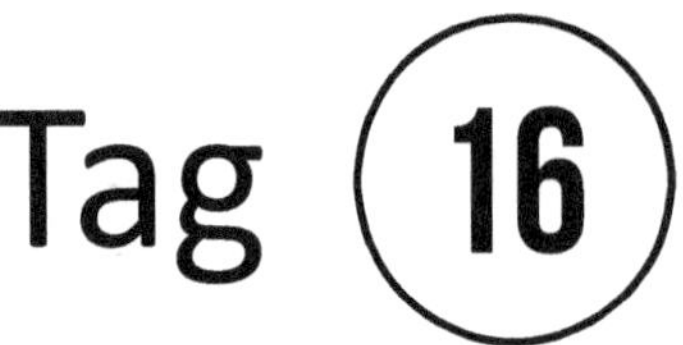 16

Datum: ....

Stimmung:    
○ ○ ○ ○

Frühstück:

Mittagessen:

Abendessen:

....
....
....
....

....
....
....
....

....
....
....
....

Snacks:

....
....
....
....

Gesamtkalorien: **Gewicht**   **Schlafdauer**   **Wasser**

....

Sportliche Aktivitäten:

....
....
....
....

Zusätzliche Notizen:

....
....

Tag  17

Datum: ....

Stimmung:    

Frühstück:

Mittagessen:

Abendessen:

Snacks:

Gesamtkalorien: 　　　　**Gewicht** 　　　　**Schlafdauer** 　　　　**Wasser**

Sportliche Aktivitäten:

Zusätzliche Notizen:

Tag 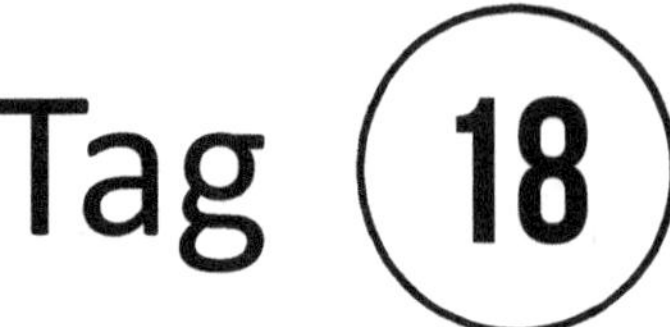 18

Datum: ....

Stimmung:    

Frühstück:　　　　　**Mittagessen:**　　　　　**Abendessen:**

....

....

....

....

Snacks:

....

....

....

....

....

Gesamtkalorien:　　　🔲 **Gewicht**　　　🛏 **Schlafdauer**　　　🥛 **Wasser**

....　　..........................　　..........................　　..........................

Sportliche Aktivitäten:

....

....

....

....

....

Zusätzliche Notizen:

....

....

Tag 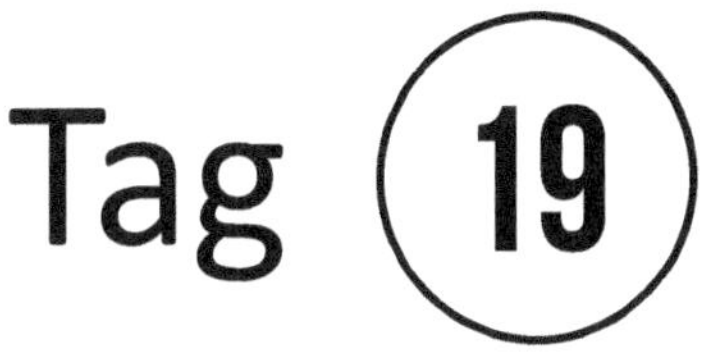 19

Datum: ....

Stimmung:    

Frühstück:

....

....

....

....

Snacks:

....

....

....

....

Mittagessen:

....

....

....

....

....

....

....

....

....

Abendessen:

....

....

....

....

....

....

....

....

....

Gesamtkalorien: **Gewicht**   **Schlafdauer**   **Wasser**

....

Sportliche Aktivitäten:

....

....

....

....

....

....

Zusätzliche Notizen:

....

....

Tag 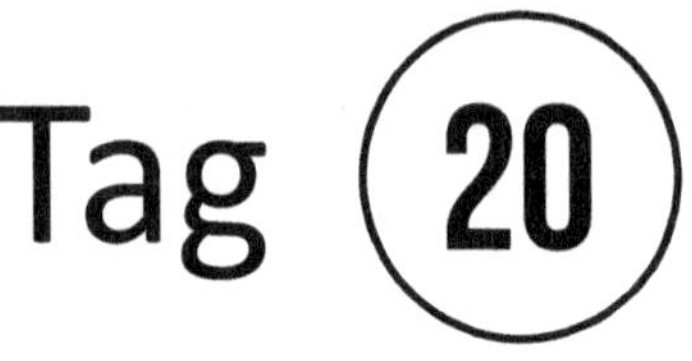 20

Datum: ....

Stimmung:    
○   ○   ○   ○

Frühstück:	**Mittagessen:**	**Abendessen:**
....	....	....
....	....	....
....	....	....
....	....	....

Snacks:

....

....

....

....

....

Gesamtkalorien: 🛁 **Gewicht**   💤 **Schlafdauer**   🥛 **Wasser**

....

Sportliche Aktivitäten:

....

....

....

....

....

Zusätzliche Notizen:

....

....

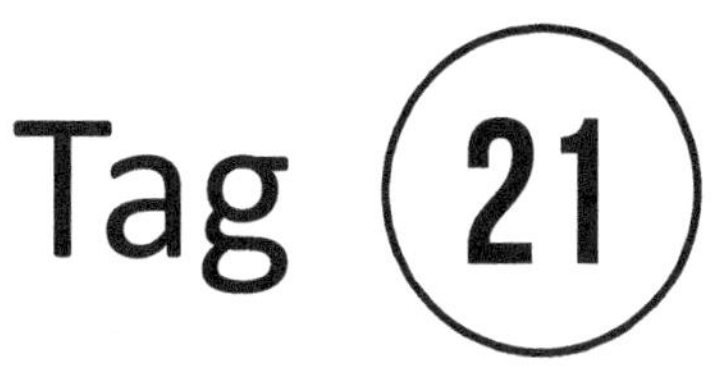

Tag 21

Datum: ....

Stimmung:    

○   ○   ○   ○

Frühstück: **Mittagessen:**   **Abendessen:**

....

....

....

....

Snacks:

....

....

....

....

Gesamtkalorien: 🔲 **Gewicht**   🛏 **Schlafdauer**   🥛 **Wasser**

....

Sportliche Aktivitäten:

....

....

....

....

....

Zusätzliche Notizen:

....

....

Tag 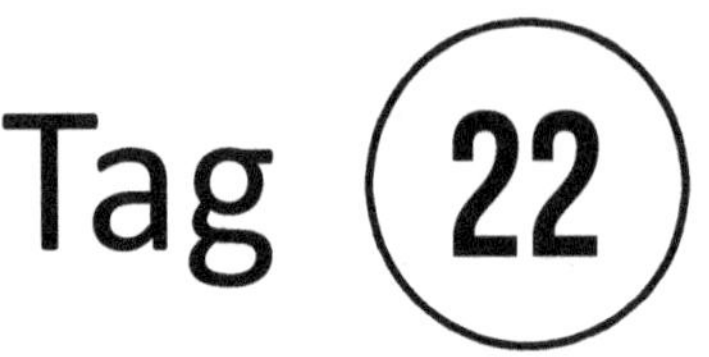 22

Datum: ....

Stimmung:    
○　　○　　○　　○

Frühstück:　　　　**Mittagessen:**　　　　**Abendessen:**

....

....

....

....

Snacks:

....

....

....

....

Gesamtkalorien:　　　**Gewicht**　　　**Schlafdauer**　　　**Wasser**

....　　　.......................　　　.......................　　　.......................

Sportliche Aktivitäten:

....

....

....

....

....

Zusätzliche Notizen:

....

....

Tag 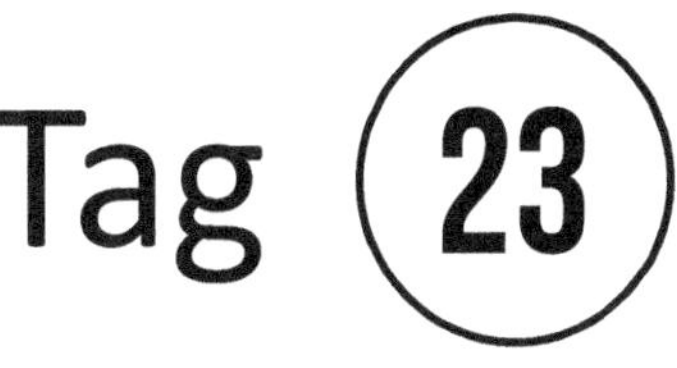 23

Datum: ....

Stimmung:    
○ ○ ○ ○

Frühstück:	Mittagessen:	Abendessen:

Snacks:

Gesamtkalorien: Gewicht   Schlafdauer   Wasser

Sportliche Aktivitäten:

Zusätzliche Notizen:

Tag 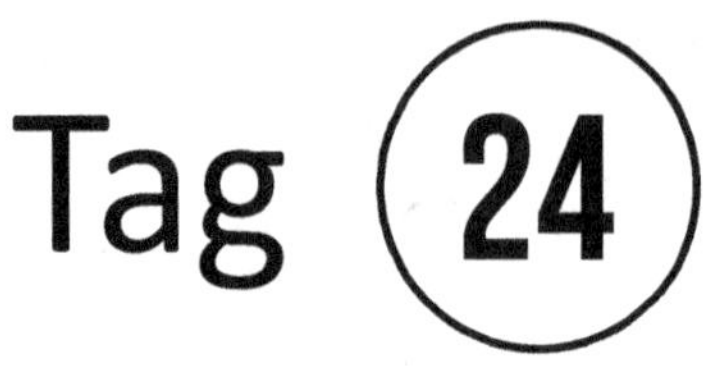 24

Datum: ....

Stimmung:    

Frühstück: **Mittagessen:**   **Abendessen:**

....

Snacks:

Gesamtkalorien: Gewicht   Schlafdauer   Wasser

Sportliche Aktivitäten:

Zusätzliche Notizen:

Tag 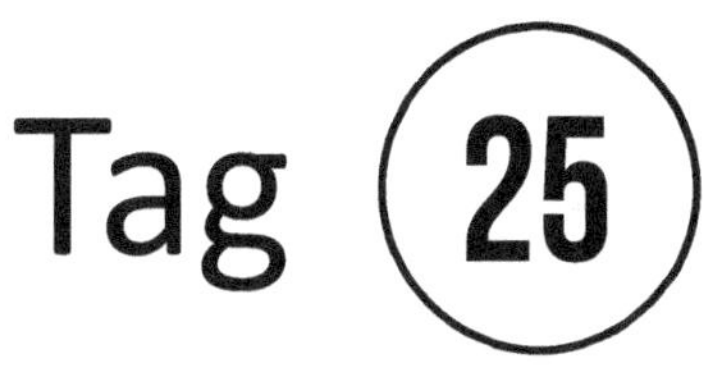 25

Datum: ....

Stimmung:    

○   ○   ○   ○

Frühstück: **Mittagessen:**   **Abendessen:**

Snacks:

Gesamtkalorien: 🏋 **Gewicht**   💤 **Schlafdauer**   🥛 **Wasser**

Sportliche Aktivitäten:

Zusätzliche Notizen:

Tag 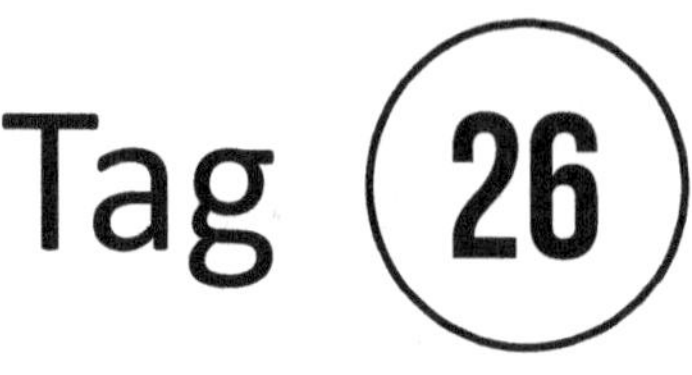 26

Datum: ....

Stimmung:    

Frühstück: **Mittagessen:**   **Abendessen:**

....

....

....

....

Snacks:

....

....

....

....

Gesamtkalorien: Gewicht   Schlafdauer   Wasser

....

Sportliche Aktivitäten:

....

....

....

....

....

Zusätzliche Notizen:

....

....

Tag 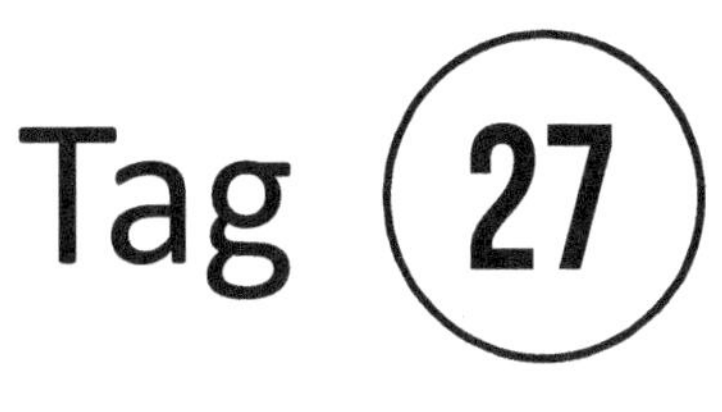 27

Datum: ....

Stimmung:    
○ ○ ○ ○

Frühstück: **Mittagessen:**   **Abendessen:**

....

....

....

....

Snacks:

....

....

....

....

Gesamtkalorien: 🔲 Gewicht   😴 Schlafdauer   🥛 Wasser

....

Sportliche Aktivitäten:

....

....

....

....

....

Zusätzliche Notizen:

....

....

Tag 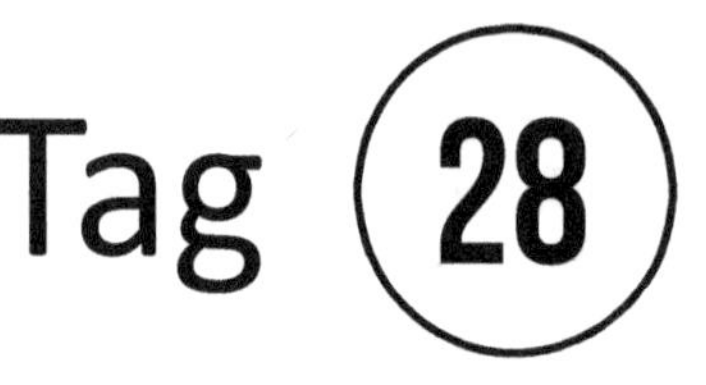 28

Datum: ....

Stimmung:    
○　　○　　○　　○

Frühstück:

Mittagessen:

Abendessen:

....
....
....
....

Snacks:

Gesamtkalorien:　　🔲 Gewicht　　🛏 Schlafdauer　　🥤 Wasser

....　.......................................　.......................................　.......................................

Sportliche Aktivitäten:

Zusätzliche Notizen:

Tag 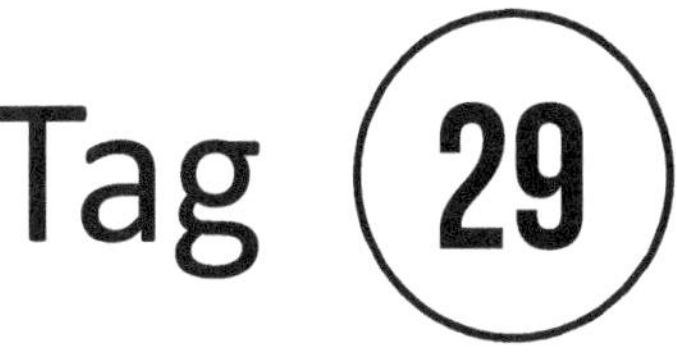 29

Datum: ....

Stimmung:    
    ○   ○   ○   ○

Frühstück:	Mittagessen:	Abendessen:

Snacks:

Gesamtkalorien: 🔲 Gewicht   💤 Schlafdauer   🥛 Wasser

Sportliche Aktivitäten:

Zusätzliche Notizen:

Tag 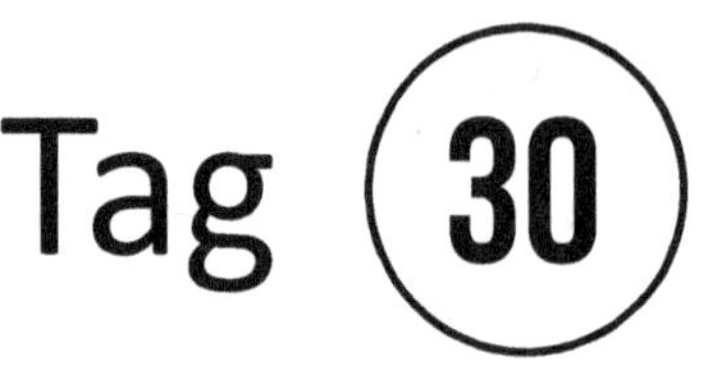 30

Datum: ....

Stimmung:    

Frühstück: **Mittagessen:**   **Abendessen:**

....

....

....

....

Snacks:

....

....

....

....

Gesamtkalorien: Gewicht   Schlafdauer   Wasser

....

Sportliche Aktivitäten:

....

....

....

....

....

Zusätzliche Notizen:

....

....

Tag 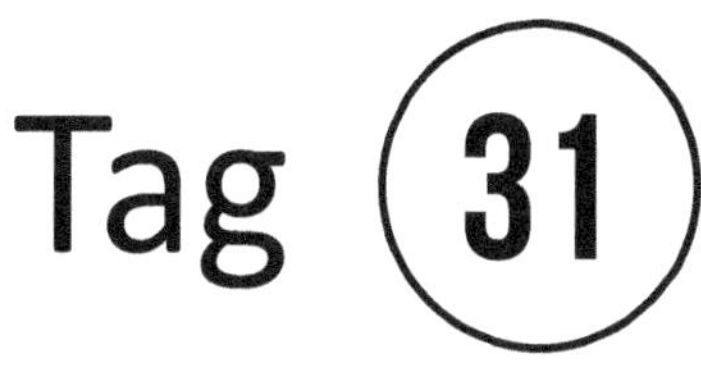 31

Datum: ....

Stimmung:    

Frühstück:

....

....

....

....

....

Mittagessen:

....

....

....

....

....

Abendessen:

....

....

....

....

....

Snacks:

....

....

....

....

Gesamtkalorien: **Gewicht**   **Schlafdauer**   **Wasser**

....

Sportliche Aktivitäten:

....

....

....

....

....

Zusätzliche Notizen:

....

....

Tag 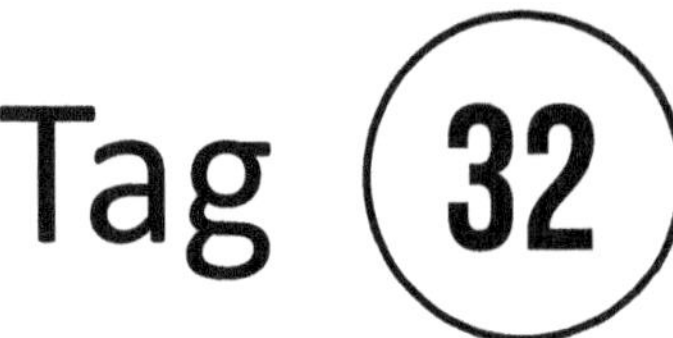 32

Datum: ....

Stimmung:    
○ ○ ○ ○

Frühstück: **Mittagessen:**   **Abendessen:**

....

....

....

....

Snacks:

....

....

....

....

....

Gesamtkalorien: Gewicht   Schlafdauer   Wasser

....

Sportliche Aktivitäten:

....

....

....

....

....

Zusätzliche Notizen:

....

....

Tag 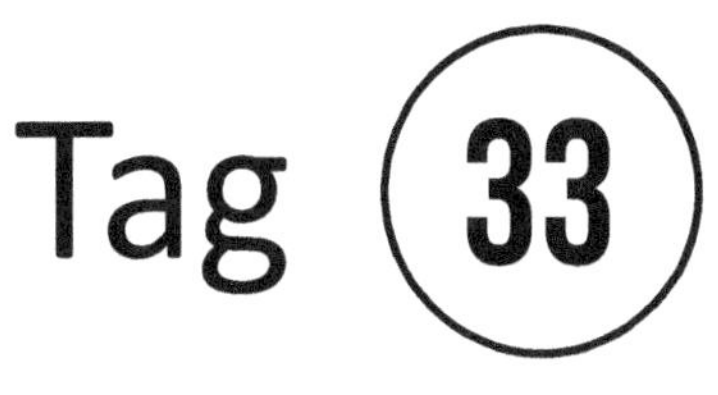 33

Datum: ....

Stimmung:    

○　　○　　○　　○

Frühstück:	Mittagessen:	Abendessen:

Snacks:

Gesamtkalorien: Gewicht   Schlafdauer   Wasser

Sportliche Aktivitäten:

Zusätzliche Notizen:

Tag 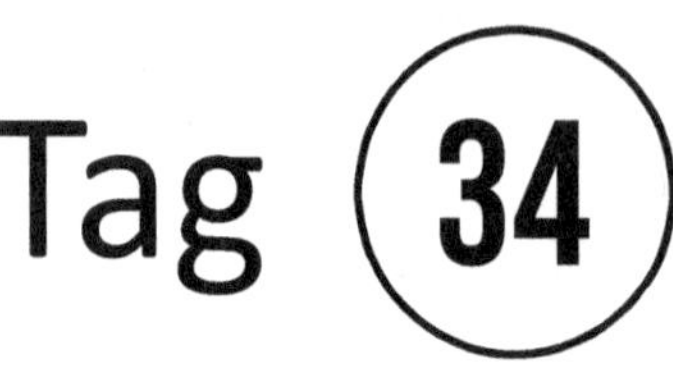 34

Datum: ....

Stimmung:    

Frühstück: **Mittagessen:**   **Abendessen:**

....

....

....

....

Snacks:

....

....

....

....

Gesamtkalorien: Gewicht   Schlafdauer   Wasser

....

Sportliche Aktivitäten:

....

....

....

....

....

Zusätzliche Notizen:

....

....

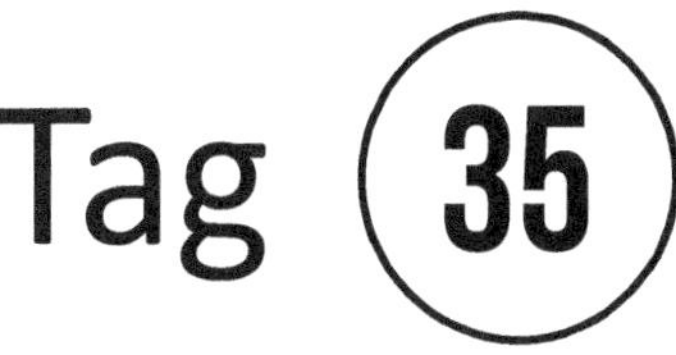 Tag **35**

Datum: ....

Stimmung:    
○   ○   ○   ○

Frühstück: **Mittagessen:**   **Abendessen:**

....

....

....

....

Snacks:

....

....

....

....

Gesamtkalorien: 🏋 **Gewicht**   💤 **Schlafdauer**   🥛 **Wasser**

....

Sportliche Aktivitäten:

....

....

....

....

....

....

Zusätzliche Notizen:

....

....

Tag 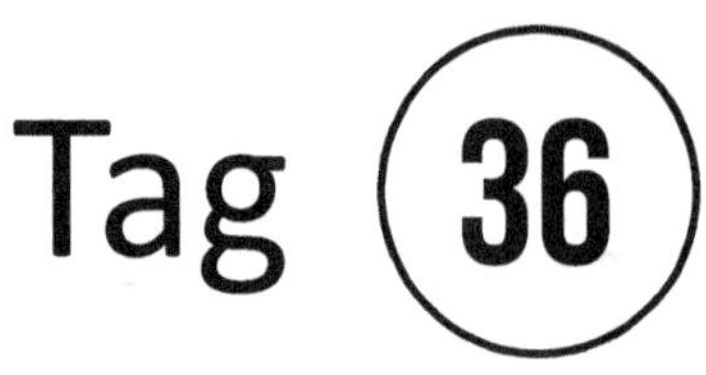 36

Datum: ....

Stimmung:    
○   ○   ○   ○

Frühstück: **Mittagessen:**   **Abendessen:**

....
....
....
....

Snacks:

....
....
....
....

Gesamtkalorien: **Gewicht**   **Schlafdauer**   **Wasser**

....

Sportliche Aktivitäten:

....
....
....
....
....

Zusätzliche Notizen:

....
....

Tag 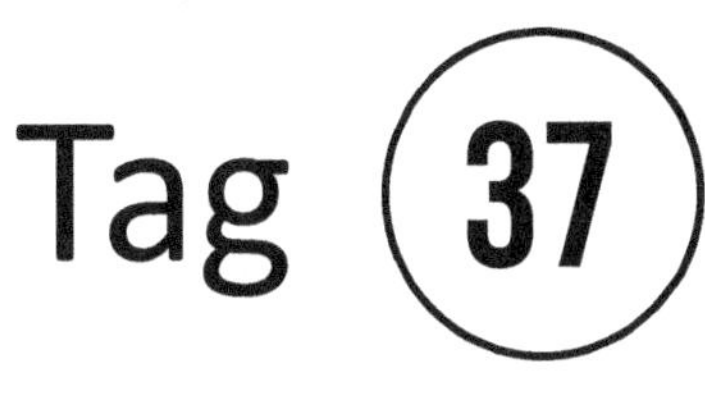 37

Datum: ....

Stimmung:    

Frühstück:	**Mittagessen:**	**Abendessen:**

....

Snacks:

....

Gesamtkalorien: **Gewicht**   **Schlafdauer**   **Wasser**

....

Sportliche Aktivitäten:

....

Zusätzliche Notizen:

....

Tag (38)

Datum: ....

Stimmung:    

Frühstück:

....

....

....

....

Snacks:

....

....

....

....

Mittagessen:

....

....

....

....

....

....

....

....

Abendessen:

....

....

....

....

Gesamtkalorien: Gewicht   Schlafdauer   Wasser

....

Sportliche Aktivitäten:

....

....

....

....

....

Zusätzliche Notizen:

....

....

Tag 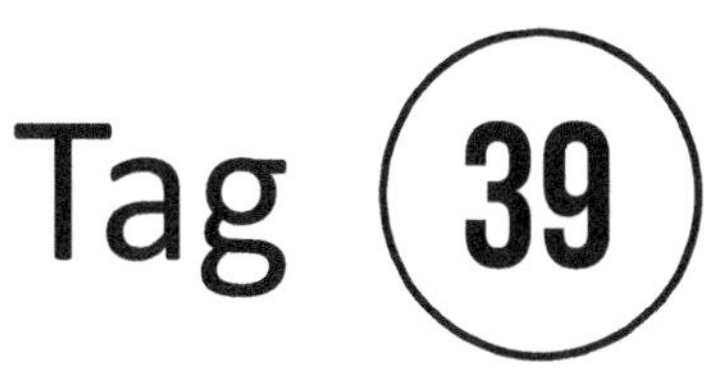 39

Datum: ....

Stimmung:    

Frühstück: **Mittagessen:**   **Abendessen:**

....

....

....

....

....

Snacks:

....

....

....

....

....

Gesamtkalorien: Gewicht   Schlafdauer   Wasser

....

Sportliche Aktivitäten:

....

....

....

....

....

Zusätzliche Notizen:

....

....

Tag 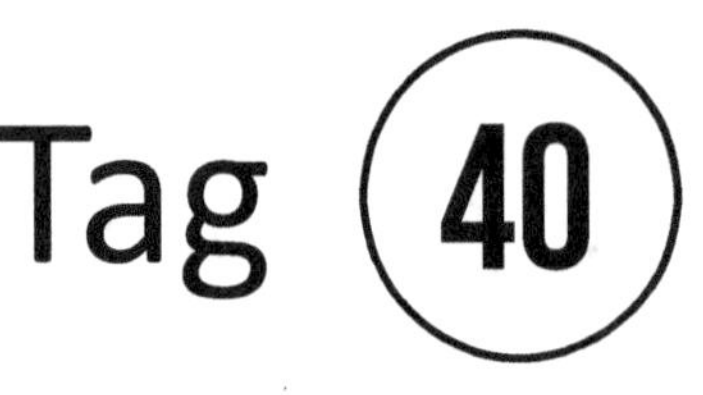 40

Datum: ....

Stimmung:    

Frühstück: **Mittagessen:**   **Abendessen:**

....

....

....

....

Snacks:

....

....

....

....

Gesamtkalorien: Gewicht   Schlafdauer   Wasser

....

Sportliche Aktivitäten:

....

....

....

....

Zusätzliche Notizen:

....

....

Tag 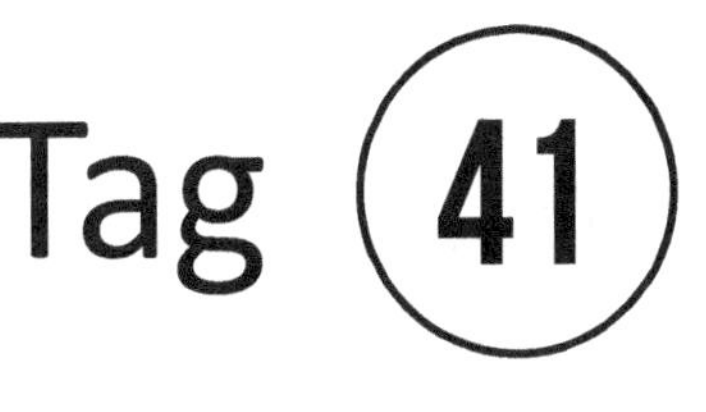 41

Datum: ....

Stimmung:    
○   ○   ○   ○

Frühstück:

Mittagessen:

Abendessen:

....

....

....

....

Snacks:

Gesamtkalorien: **Gewicht**   **Schlafdauer**   **Wasser**

Sportliche Aktivitäten:

Zusätzliche Notizen:

Tag (42)

Datum: ....

Stimmung:    
○ ○ ○ ○

Frühstück: **Mittagessen:**   **Abendessen:**

....

....

....

....

Snacks:

....

....

....

....

Gesamtkalorien: 🔲 Gewicht   🛏 Schlafdauer   🥛 Wasser

....

Sportliche Aktivitäten:

....

....

....

....

....

Zusätzliche Notizen:

....

....

Tag 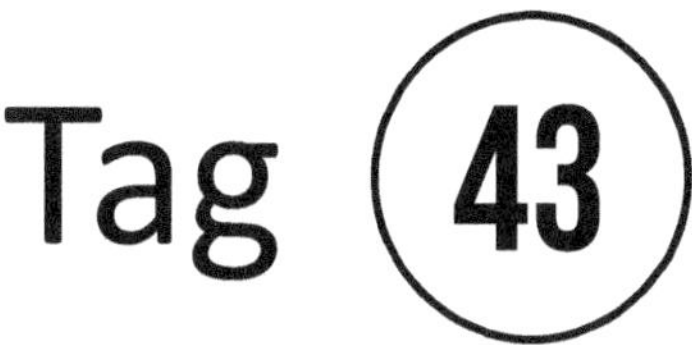 43

Datum: ....

Stimmung:    
○   ○   ○   ○

Frühstück: **Mittagessen:**   **Abendessen:**

Snacks:

Gesamtkalorien: **Gewicht**   **Schlafdauer**   **Wasser**

Sportliche Aktivitäten:

Zusätzliche Notizen:

Tag (44)

Datum: ....

Stimmung:    
○　　　○　　　○　　　○

Frühstück: **Mittagessen:**   **Abendessen:**

....
....
....
....

Snacks:

....
....
....
....

Gesamtkalorien: 🔲 **Gewicht**   🛏 **Schlafdauer**   🥤 **Wasser**

....

Sportliche Aktivitäten:

....
....
....
....
....

Zusätzliche Notizen:

....
....

Tag 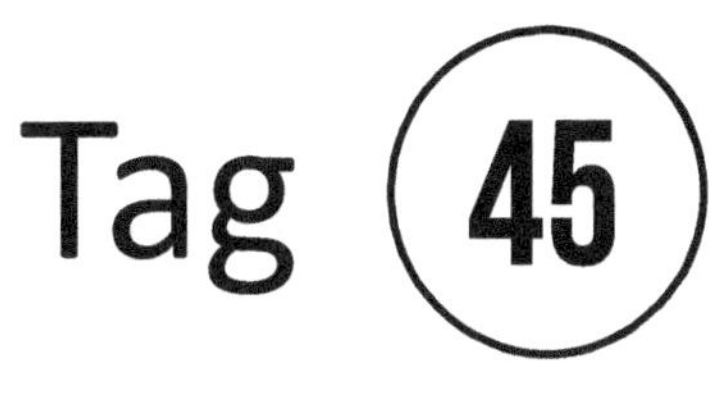 45

Datum: ....

Stimmung:    
○　　○　　○　　○

Frühstück:　　　　**Mittagessen:**　　　　**Abendessen:**

....　..　..

....　..　..

....　..　..

....　..　..

Snacks:　　　　..　..

....　..　..

....　..　..

....　..　..

....　..　..

Gesamtkalorien:　　　🏋 **Gewicht**　　　🛏 **Schlafdauer**　　　🥤 **Wasser**

....　.............................　.............................　.............................

Sportliche Aktivitäten:

....

....

....

....

....

Zusätzliche Notizen:

....

....

Tag 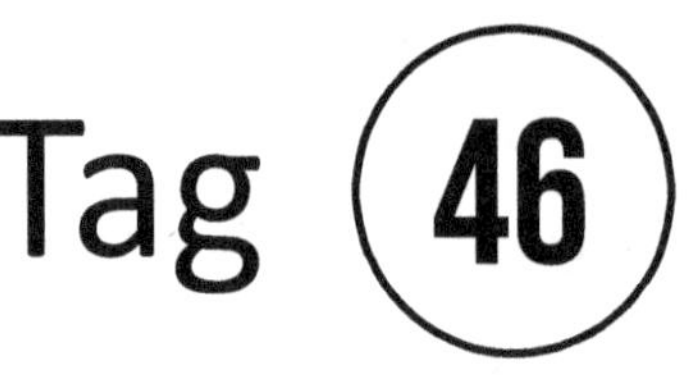 46

Datum: ....

Stimmung:    

Frühstück: **Mittagessen:**   **Abendessen:**

Snacks:

Gesamtkalorien: Gewicht   Schlafdauer   Wasser

Sportliche Aktivitäten:

Zusätzliche Notizen:

Tag 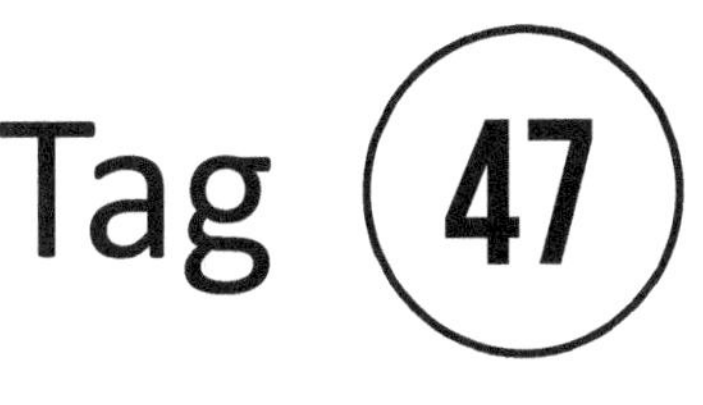 47

Datum: ....

Stimmung:    

○   ○   ○   ○

Frühstück: **Mittagessen:**   **Abendessen:**

....

....

....

....

Snacks: ....

....

....

....

....

Gesamtkalorien: Gewicht   Schlafdauer   Wasser

....

Sportliche Aktivitäten:

....

....

....

....

....

....

Zusätzliche Notizen:

....

....

Tag 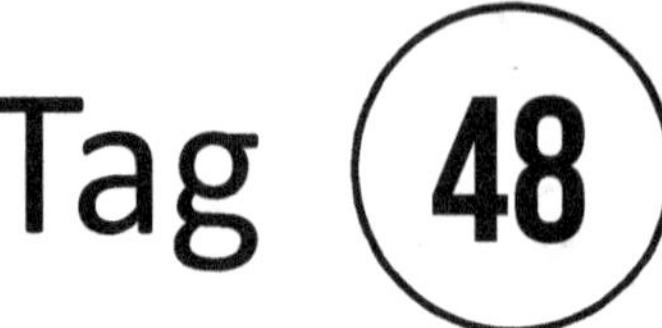 48

Datum: ....

Stimmung:    

Frühstück: **Mittagessen:** **Abendessen:**

....

....

....

....

Snacks:

....

....

....

....

....

Gesamtkalorien: **Gewicht** **Schlafdauer** **Wasser**

....

Sportliche Aktivitäten:

....

....

....

....

....

Zusätzliche Notizen:

....

....

Tag 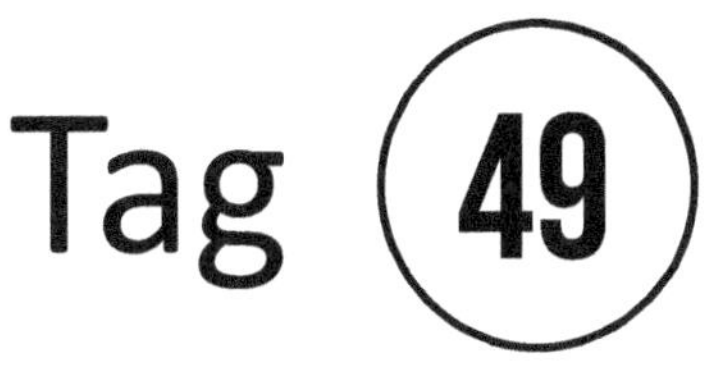 49

Datum: ....

Stimmung:    
○　　○　　○　　○

Frühstück: | **Mittagessen:** | **Abendessen:**

....
....
....
....

Snacks:

....
....
....
....

Gesamtkalorien:　　🖩 **Gewicht**　　💤 **Schlafdauer**　　🥛 **Wasser**

....

Sportliche Aktivitäten:

....
....
....
....

Zusätzliche Notizen:

....
....

Tag 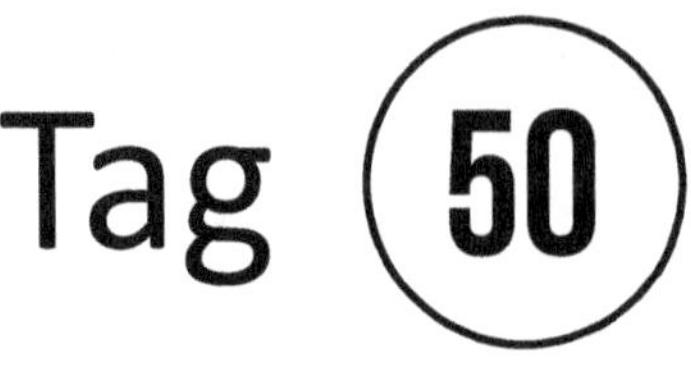 50

Datum: ....

Stimmung:    

Frühstück:

....

....

....

....

Snacks:

....

....

....

....

Mittagessen:

....

....

....

....

....

....

....

....

Abendessen:

....

....

....

....

....

....

....

....

Gesamtkalorien: Gewicht   Schlafdauer   Wasser

....

Sportliche Aktivitäten:

....

....

....

....

....

Zusätzliche Notizen:

....

....

Tag 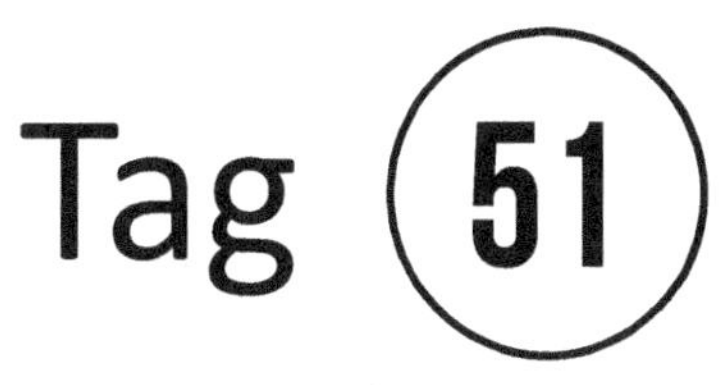 51

Datum: ....

Stimmung:    
○　　○　　○　　○

Frühstück: **Mittagessen:**   **Abendessen:**

....

....

....

....

....

Snacks:

....

....

....

....

Gesamtkalorien: 🏋 Gewicht   🛏 Schlafdauer   🥤 Wasser

....

Sportliche Aktivitäten:

....

....

....

....

....

Zusätzliche Notizen:

....

....

Tag 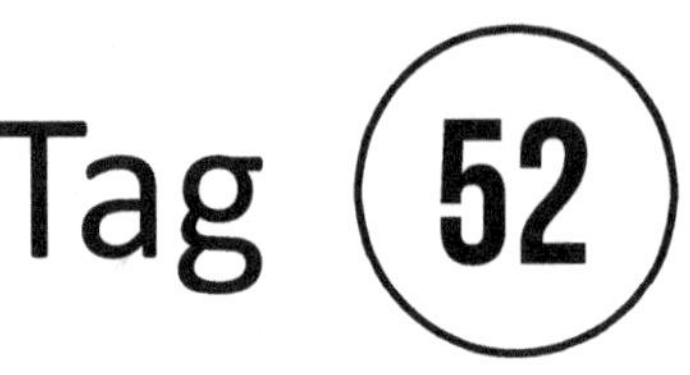 52

Datum: ....

Stimmung:    

Frühstück:

....

....

....

....

Mittagessen:

....

....

....

....

Abendessen:

....

....

....

....

Snacks:

....

....

....

....

Gesamtkalorien: 🔲 Gewicht   🛏 Schlafdauer   🥛 Wasser

....

Sportliche Aktivitäten:

....

....

....

....

....

Zusätzliche Notizen:

....

....

Tag 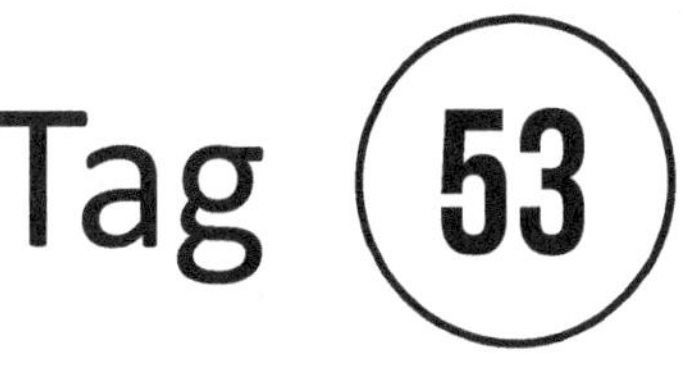 53

Datum: ....

Stimmung:    

Frühstück:	Mittagessen:	Abendessen:

Snacks:

Gesamtkalorien: Gewicht   Schlafdauer   Wasser

Sportliche Aktivitäten:

Zusätzliche Notizen:

Tag 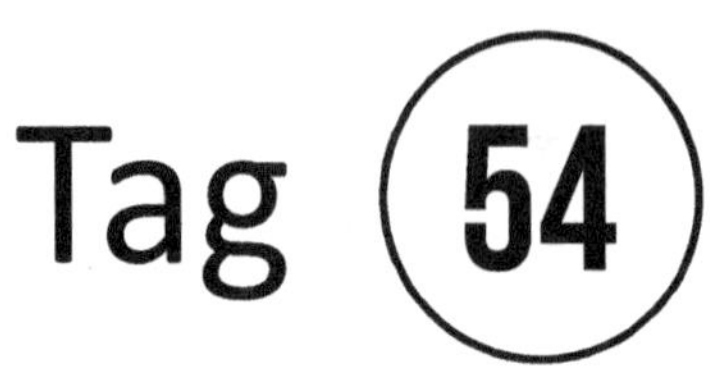 54

Datum: ....

Stimmung:    

Frühstück: **Mittagessen:**   **Abendessen:**

Snacks:

Gesamtkalorien: Gewicht   Schlafdauer   Wasser

Sportliche Aktivitäten:

Zusätzliche Notizen:

Tag 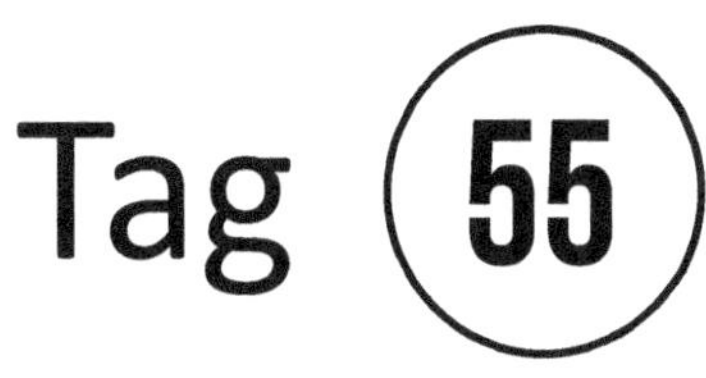 55

Datum: ....

Stimmung:    

        ○   ○   ○   ○

Frühstück: **Mittagessen:**   **Abendessen:**

....

....

....

....

Snacks:

....

....

....

....

Gesamtkalorien: Gewicht   Schlafdauer   Wasser

....

Sportliche Aktivitäten:

....

....

....

....

....

....

Zusätzliche Notizen:

....

....

Tag 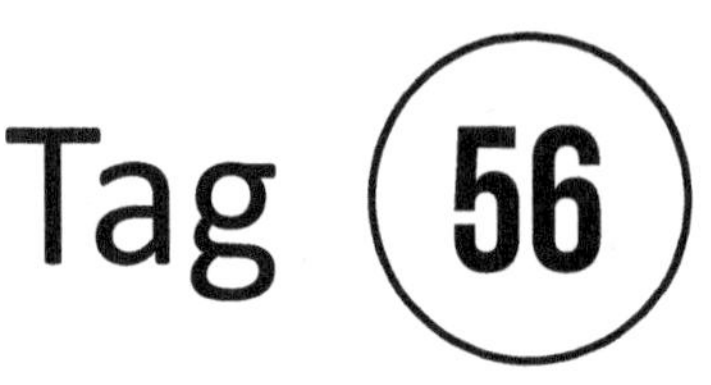 56

Datum: ....

Stimmung:    
○   ○   ○   ○

Frühstück: **Mittagessen:**   **Abendessen:**

....
....
....
....

Snacks: ....
....
....
....
....

Gesamtkalorien: 🗇 **Gewicht**   🛏 **Schlafdauer**   🥛 **Wasser**

....

Sportliche Aktivitäten:

....
....
....
....
....

Zusätzliche Notizen:

....
....

Tag 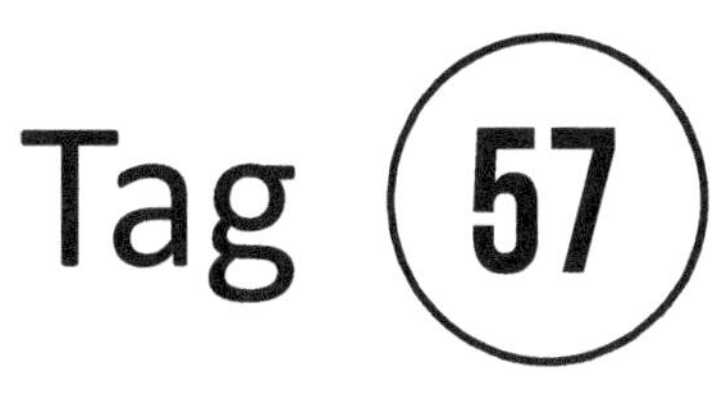 57

Datum: ....

Stimmung:    

Frühstück:

Mittagessen:

Abendessen:

Snacks:

Gesamtkalorien: 🏋 Gewicht   💤 Schlafdauer   🥛 Wasser

Sportliche Aktivitäten:

Zusätzliche Notizen:

Tag 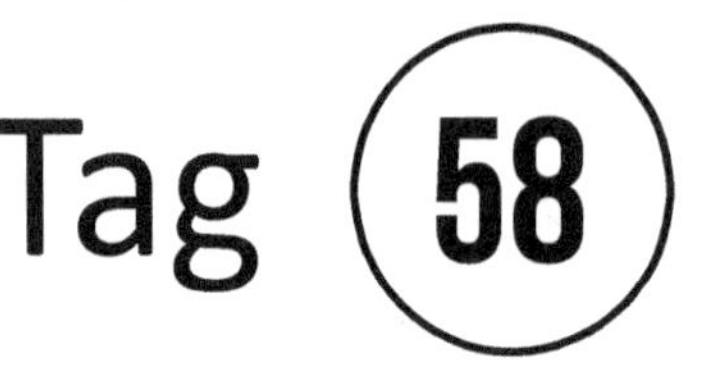 58

Datum: ....

Stimmung:    
　　　　　　　○　　　○　　　○　　　○

Frühstück:　　　　　**Mittagessen:**　　　　　**Abendessen:**

....　　...........................　　...........................

....　　...........................　　...........................

....　　...........................　　...........................

....　　...........................　　...........................

Snacks:　　　　　　...........................　　...........................

....　　...........................　　...........................

....　　...........................　　...........................

....　　...........................　　...........................

....　　...........................　　...........................

Gesamtkalorien:　　🔲 Gewicht　　🛏 Schlafdauer　　🥛 Wasser

....　　...........................　　...........................　　...........................

Sportliche Aktivitäten:

....

....

....

....

....

Zusätzliche Notizen:

....

....

Tag  59

Datum: ....

Stimmung:    

Frühstück:

....
....
....
....

Snacks:

....
....
....
....

Mittagessen:

....
....
....
....
....
....
....
....
....

Abendessen:

....
....
....
....
....
....
....
....
....

Gesamtkalorien: **Gewicht**   **Schlafdauer**   **Wasser**

....

Sportliche Aktivitäten:

....
....
....
....
....

Zusätzliche Notizen:

....
....

Tag 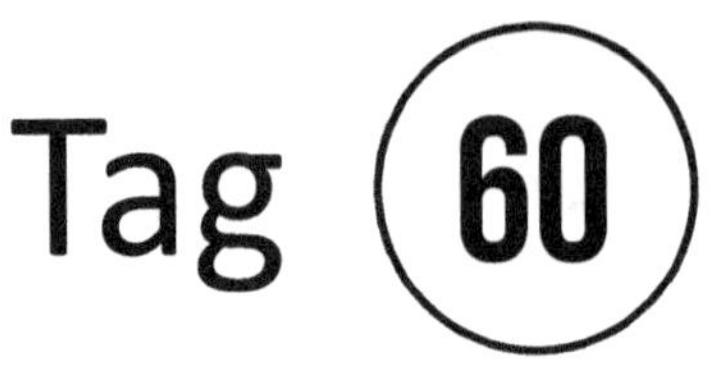 60

Datum: ....

Stimmung:    

Frühstück:

....

....

....

....

Snacks:

....

....

....

....

Mittagessen:

....

....

....

....

....

....

....

....

....

Abendessen:

....

....

....

....

Gesamtkalorien: **Gewicht**   **Schlafdauer**   **Wasser**

....

Sportliche Aktivitäten:

....

....

....

....

....

Zusätzliche Notizen:

....

....

Tag 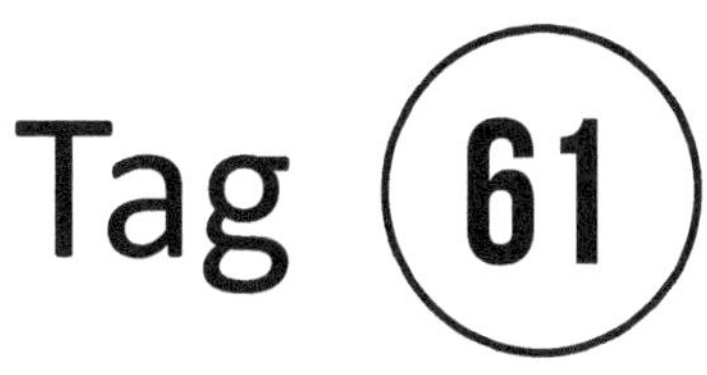 61

Datum: ....

Stimmung:    

Frühstück: **Mittagessen:**   **Abendessen:**

Snacks:

Gesamtkalorien: 🏋 Gewicht   💤 Schlafdauer   🥤 Wasser

Sportliche Aktivitäten:

Zusätzliche Notizen:

Tag 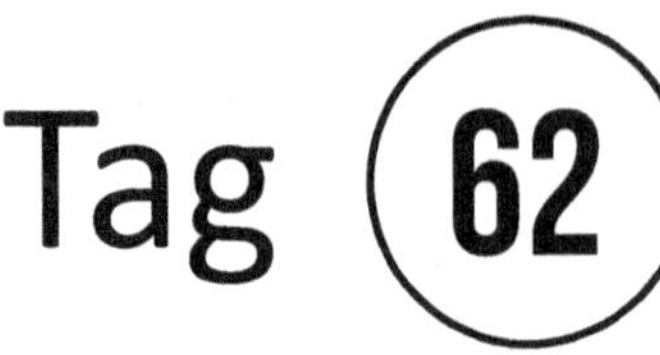 62

Datum: ....

Stimmung:    
○ ○ ○ ○

Frühstück: **Mittagessen:**   **Abendessen:**

....

....

....

....

Snacks: ....

....

....

....

....

Gesamtkalorien: Gewicht   Schlafdauer   Wasser

....

Sportliche Aktivitäten:

....

....

....

....

....

Zusätzliche Notizen:

....

....

Tag 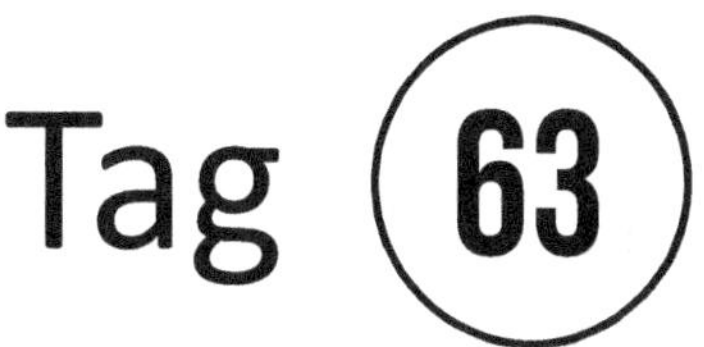 63

Datum: ....

Stimmung:    
○   ○   ○   ○

Frühstück:

....
....
....
....

Mittagessen:

....
....
....
....

Abendessen:

....
....
....
....

Snacks:

....
....
....
....

....
....
....
....

....
....
....
....

Gesamtkalorien: 🔲 **Gewicht**   💤 **Schlafdauer**   🥛 **Wasser**

....

Sportliche Aktivitäten:

....
....
....
....
....
....

Zusätzliche Notizen:

....
....
....

Tag 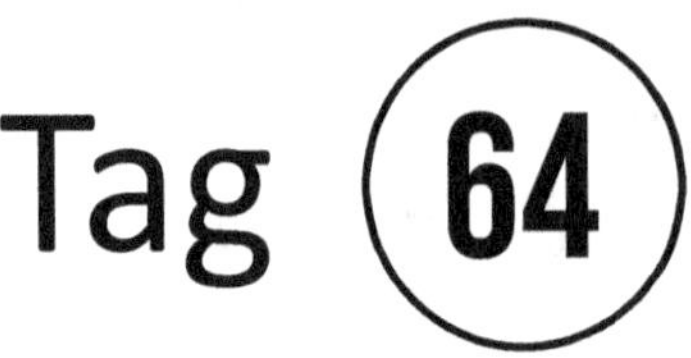 64

Datum: ....

Stimmung:    

Frühstück: **Mittagessen:** **Abendessen:**

....

....

....

....

Snacks:

....

....

....

....

Gesamtkalorien: Gewicht   Schlafdauer   Wasser

....

Sportliche Aktivitäten:

....

....

....

....

....

Zusätzliche Notizen:

....

....

Tag 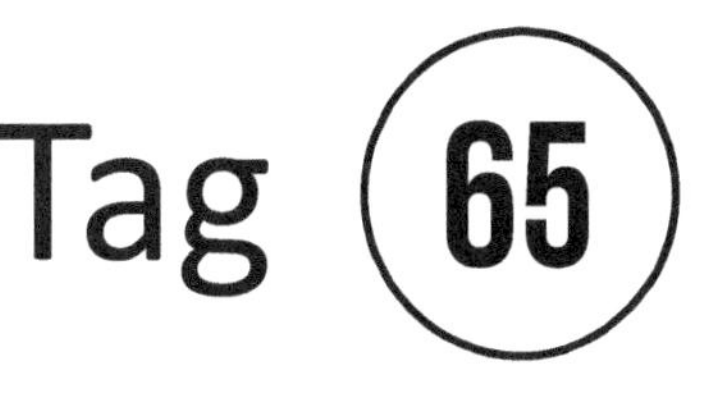 65

Datum: ....

Stimmung:    

Frühstück:

....

....

....

....

Mittagessen:

....

....

....

....

Abendessen:

....

....

....

....

Snacks:

....

....

....

....

Gesamtkalorien: **Gewicht** **Schlafdauer** **Wasser**

....

Sportliche Aktivitäten:

....

....

....

....

....

....

Zusätzliche Notizen:

....

....

Tag 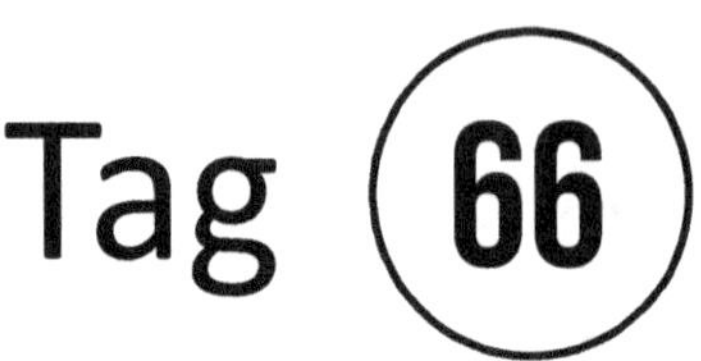 66

Datum: ....

Stimmung:    

Frühstück:

....

....

....

....

Snacks:

....

....

....

....

Mittagessen:

....

....

....

....

....

....

....

....

....

Abendessen:

....

....

....

....

....

....

....

....

....

Gesamtkalorien: Gewicht   Schlafdauer   Wasser

....

Sportliche Aktivitäten:

....

....

....

....

....

Zusätzliche Notizen:

....

....

Tag 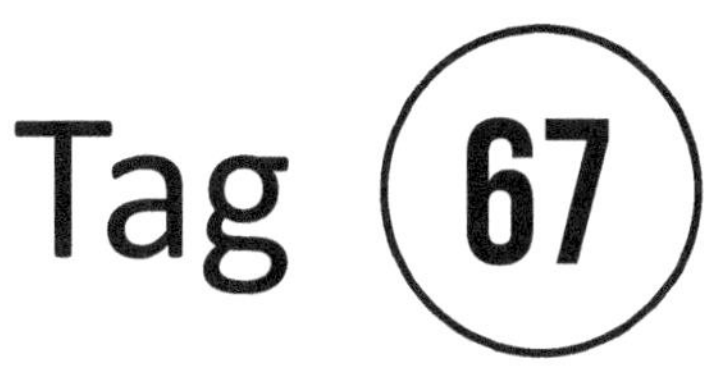 67

Datum: ....

Stimmung:    
○   ○   ○   ○

Frühstück: **Mittagessen:**   **Abendessen:**

Snacks:

Gesamtkalorien: Gewicht   Schlafdauer   Wasser

Sportliche Aktivitäten:

Zusätzliche Notizen:

Tag 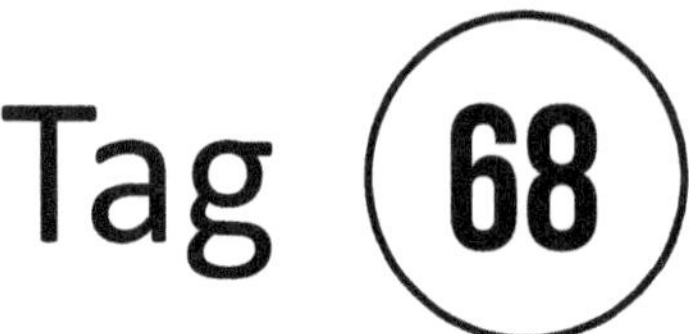 68

Datum: ....

Stimmung:    
○   ○   ○   ○

Frühstück:	**Mittagessen:**	**Abendessen:**

....

Snacks:

....

Gesamtkalorien: **Gewicht**   **Schlafdauer**   **Wasser**

....

Sportliche Aktivitäten:

....

Zusätzliche Notizen:

....

Tag 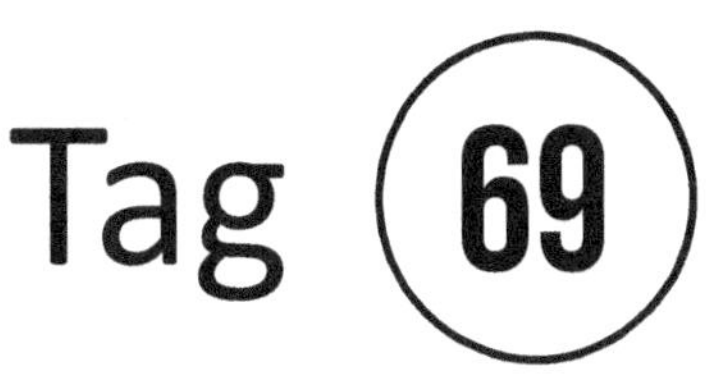 69

Datum: ....

Stimmung:    
○ ○ ○ ○

Frühstück: | **Mittagessen:** | **Abendessen:**

....

Snacks:

Gesamtkalorien: **Gewicht**   **Schlafdauer**   **Wasser**

....

Sportliche Aktivitäten:

....

Zusätzliche Notizen:

....

Tag 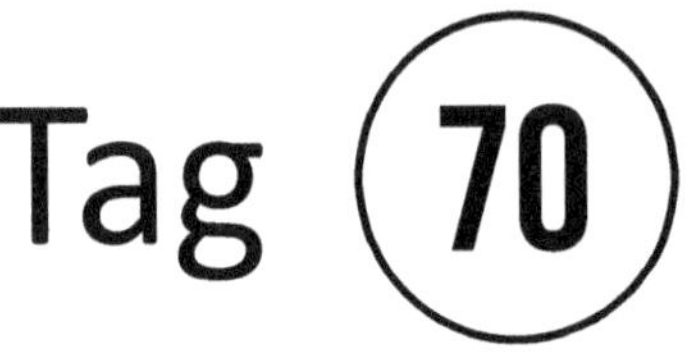 70

Datum: ....

Stimmung:    

Frühstück:

Mittagessen:

Abendessen:

Snacks:

Gesamtkalorien: Gewicht   Schlafdauer   Wasser

Sportliche Aktivitäten:

Zusätzliche Notizen:

Tag 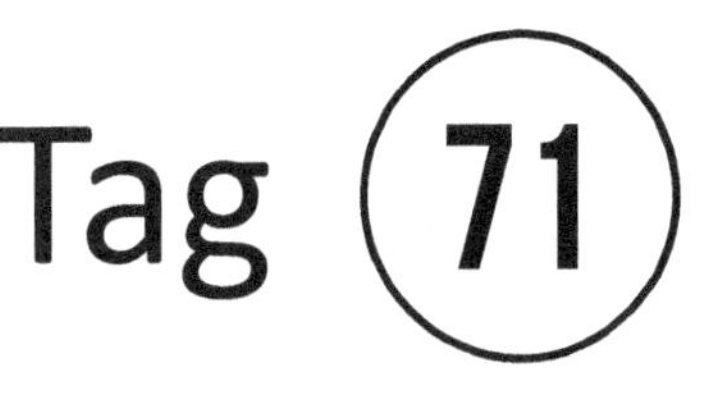 71

Datum: ....

Stimmung:    
○   ○   ○   ○

Frühstück: **Mittagessen:**   **Abendessen:**

....
....
....
....

Snacks:

....
....
....
....

Gesamtkalorien: **Gewicht**   **Schlafdauer**   **Wasser**

....

Sportliche Aktivitäten:

....
....
....
....
....
....

Zusätzliche Notizen:

....
....

Tag 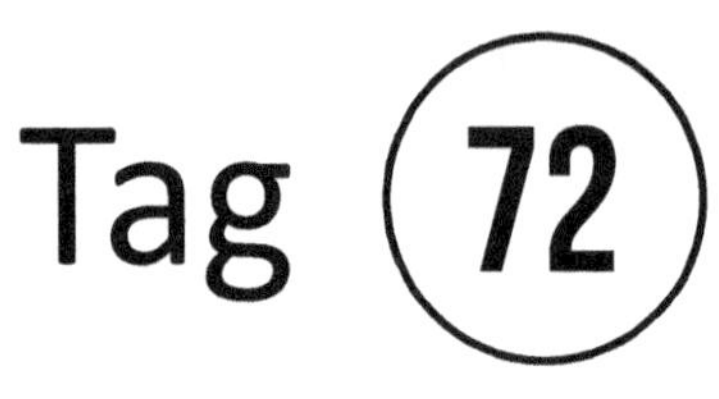 72

Datum: ....

Stimmung:    

Frühstück: **Mittagessen:**   **Abendessen:**

Snacks:

Gesamtkalorien: Gewicht   Schlafdauer   Wasser

Sportliche Aktivitäten:

Zusätzliche Notizen:

Tag 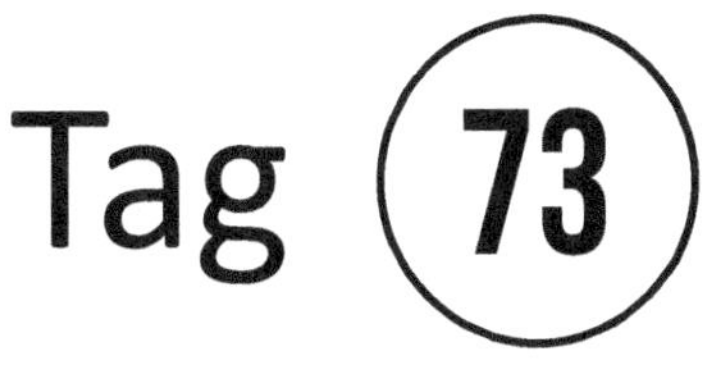 73

Datum: ....

Stimmung:    
○　　○　　○　　○

Frühstück:	**Mittagessen:**	**Abendessen:**

....　..............................　..............................

....　..............................　..............................

....　..............................　..............................

....　..............................　..............................

....　..............................　..............................

Snacks:

....　..............................　..............................

....　..............................　..............................

....　..............................　..............................

....　..............................　..............................

Gesamtkalorien:　🔲 Gewicht　😴 Schlafdauer　🥤 Wasser

....　..............................　..............................　..............................

Sportliche Aktivitäten:

....

....

....

....

....

....

Zusätzliche Notizen:

....

....

Tag 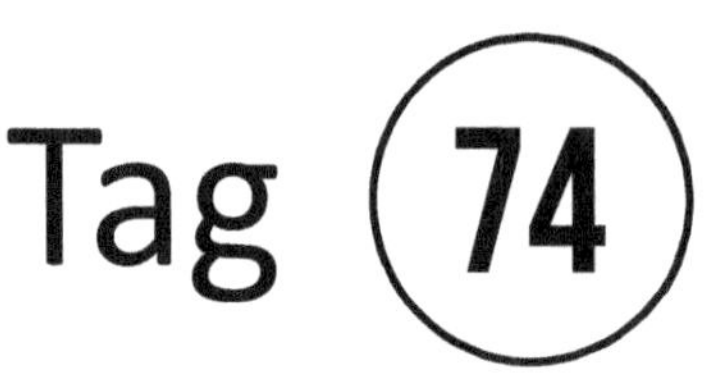 74

Datum: ....

Stimmung:    

Frühstück: **Mittagessen:**   **Abendessen:**

....

....

....

....

Snacks:

....

....

....

....

Gesamtkalorien: **Gewicht**   **Schlafdauer**   **Wasser**

....

Sportliche Aktivitäten:

....

....

....

....

....

Zusätzliche Notizen:

....

....

Tag 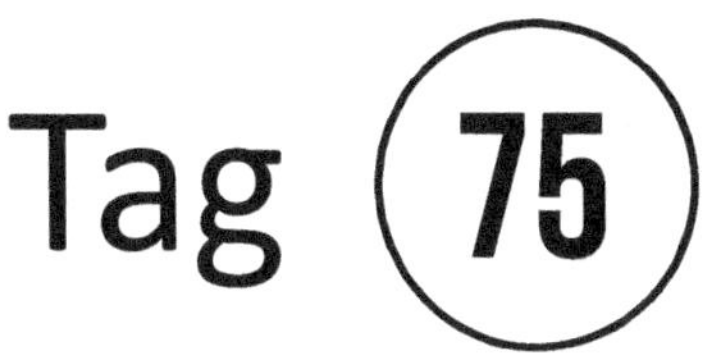 75

Datum: ....

Stimmung:    

Frühstück: **Mittagessen:**   **Abendessen:**

....
....
....
....
....

Snacks:

....
....
....
....

Gesamtkalorien: Gewicht   Schlafdauer   Wasser

....

Sportliche Aktivitäten:

....
....
....
....
....
....

Zusätzliche Notizen:

....
....

Tag 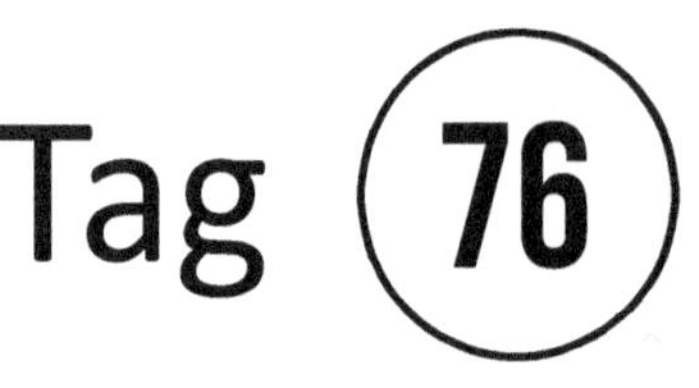 76

Datum: ....

Stimmung:    

Frühstück:	Mittagessen:	Abendessen:

Snacks:

Gesamtkalorien: **Gewicht**   **Schlafdauer**   **Wasser**

Sportliche Aktivitäten:

Zusätzliche Notizen:

Tag 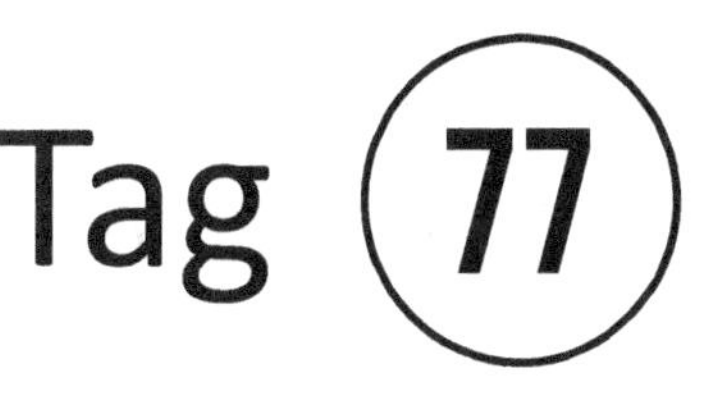 77

Datum: ....

Stimmung:    

Frühstück: | **Mittagessen:** | **Abendessen:**

....

....

....

....

Snacks:

....

....

....

....

Gesamtkalorien: **Gewicht**   **Schlafdauer**   **Wasser**

....

Sportliche Aktivitäten:

....

....

....

....

....

....

Zusätzliche Notizen:

....

....

Tag 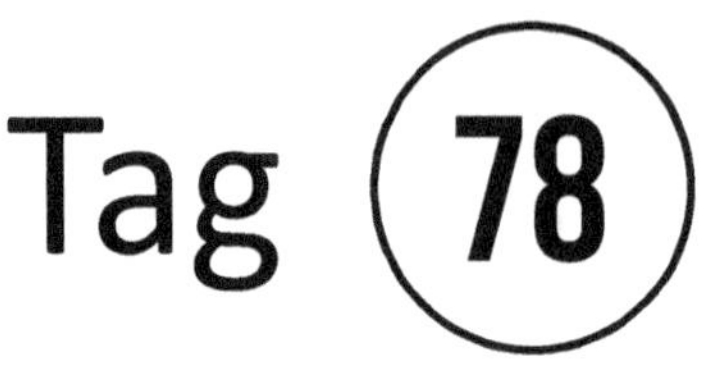 78

Datum: ....

Stimmung:    

Frühstück:

Mittagessen:

Abendessen:

....

Snacks:

Gesamtkalorien: Gewicht   Schlafdauer   Wasser

....

Sportliche Aktivitäten:

....

Zusätzliche Notizen:

....

Tag 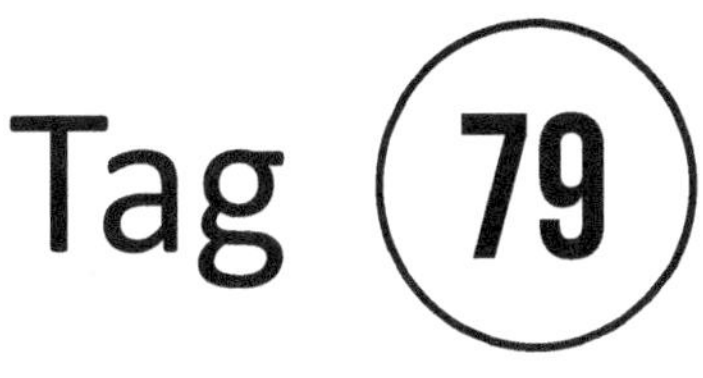 79

Datum: ....

Stimmung:    
○ ○ ○ ○

Frühstück: **Mittagessen:**   **Abendessen:**

....

Snacks:

....

Gesamtkalorien: 🏋 **Gewicht**   🛏 **Schlafdauer**   🥛 **Wasser**

....

Sportliche Aktivitäten:

....

Zusätzliche Notizen:

....

Tag 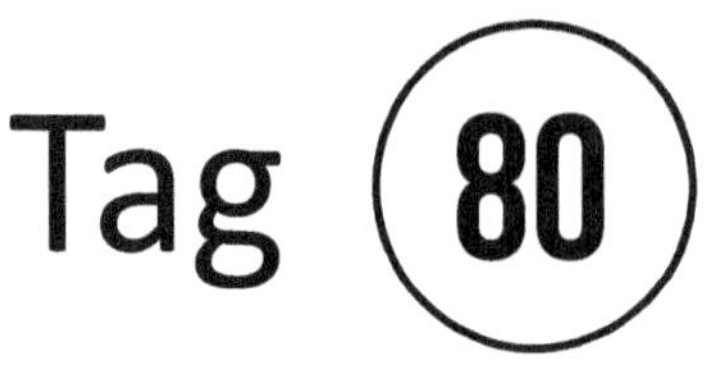 80

Datum: ....

Stimmung:    

                      ○   ○   ○   ○

Frühstück: **Mittagessen:**   **Abendessen:**

....

....

....

....

Snacks:

....

....

....

....

Gesamtkalorien: 🔲 **Gewicht**   🛏 **Schlafdauer**   🥛 **Wasser**

....

Sportliche Aktivitäten:

....

....

....

....

....

Zusätzliche Notizen:

....

....

Tag 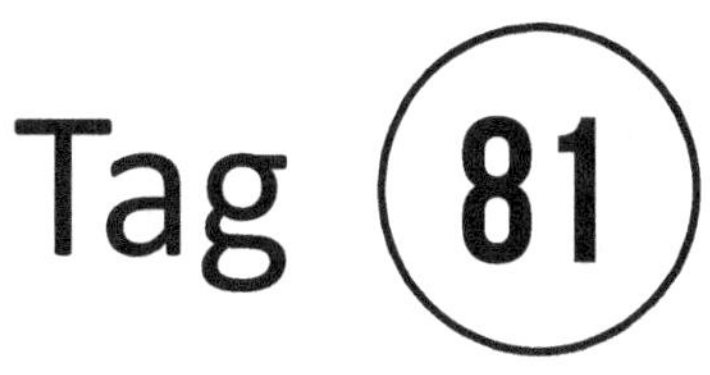 81

Datum: ....

Stimmung:    

Frühstück: **Mittagessen:**   **Abendessen:**

....
....
....
....

Snacks:
....
....
....
....

Gesamtkalorien: Gewicht   Schlafdauer   Wasser

....

Sportliche Aktivitäten:

....
....
....
....
....

Zusätzliche Notizen:

....
....

Tag 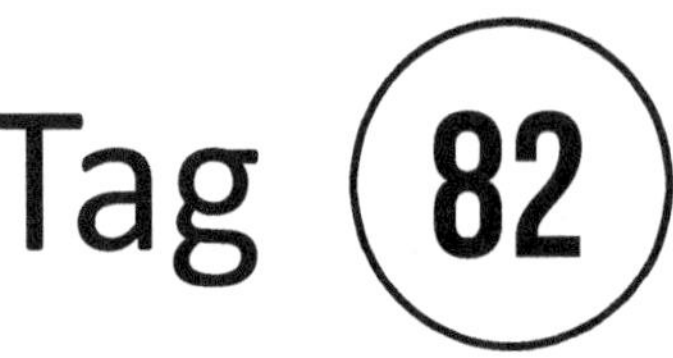 82

Datum: ....

Stimmung:    

Frühstück: **Mittagessen:**   **Abendessen:**

....

....

....

....

Snacks: ....

....

....

....

....

Gesamtkalorien: **Gewicht**   **Schlafdauer**   **Wasser**

....

Sportliche Aktivitäten:

....

....

....

....

....

Zusätzliche Notizen:

....

....

Tag 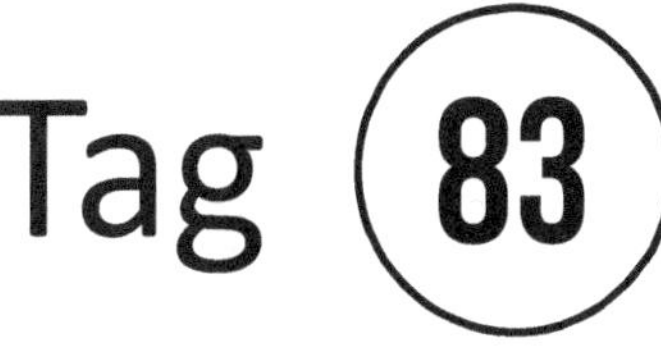 83

Datum: ....

Stimmung:     

○   ○   ○   ○

Frühstück: **Mittagessen:**   **Abendessen:**

....

....

....

....

Snacks:

....

....

....

....

Gesamtkalorien: 🔲 **Gewicht**   💤 **Schlafdauer**   🥛 **Wasser**

....

Sportliche Aktivitäten:

....

....

....

....

....

....

Zusätzliche Notizen:

....

....

Tag 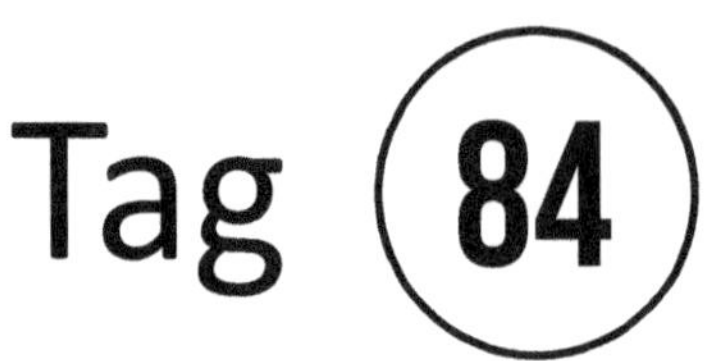 84

Datum: ....

Stimmung:    

Frühstück: **Mittagessen:**   **Abendessen:**

....

....

....

....

Snacks:

....

....

....

....

Gesamtkalorien: 🔲 Gewicht   🛏 Schlafdauer   🥛 Wasser

....

Sportliche Aktivitäten:

....

....

....

....

....

Zusätzliche Notizen:

....

....

Tag 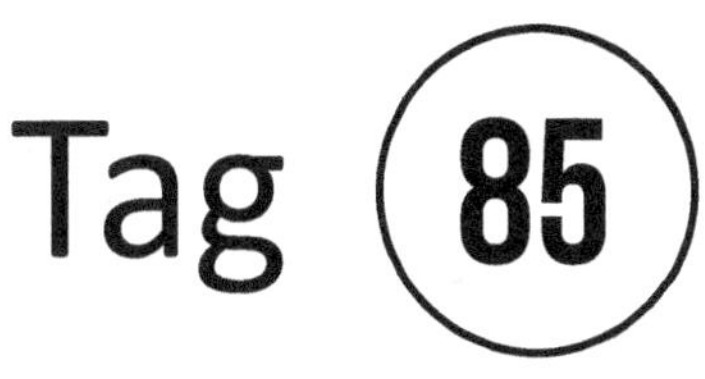 85

Datum: ....

Stimmung:    

Frühstück:

....
....
....
....

Snacks:

....
....
....
....

Mittagessen:

....
....
....
....
....
....
....
....

Abendessen:

....
....
....
....
....
....
....
....

Gesamtkalorien: Gewicht   Schlafdauer   Wasser

....

Sportliche Aktivitäten:

....
....
....
....
....
....

Zusätzliche Notizen:

....
....

Tag 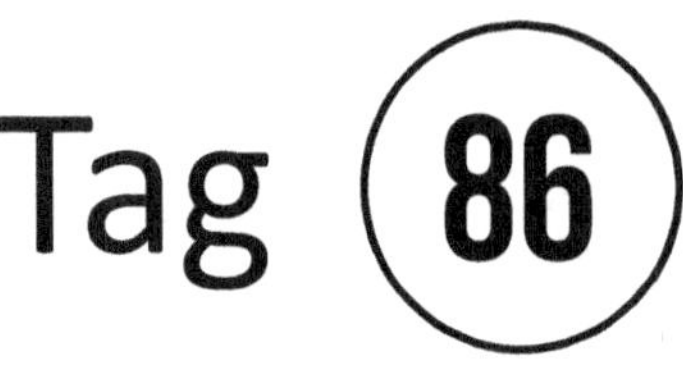 86

Datum: ....

Stimmung:    
     ○   ○   ○   ○

Frühstück: **Mittagessen:**   **Abendessen:**

....

....

....

....

Snacks:

....

....

....

....

Gesamtkalorien: 🔲 **Gewicht**   💤 **Schlafdauer**   🥤 **Wasser**

....

Sportliche Aktivitäten:

....

....

....

....

....

Zusätzliche Notizen:

....

....

Tag 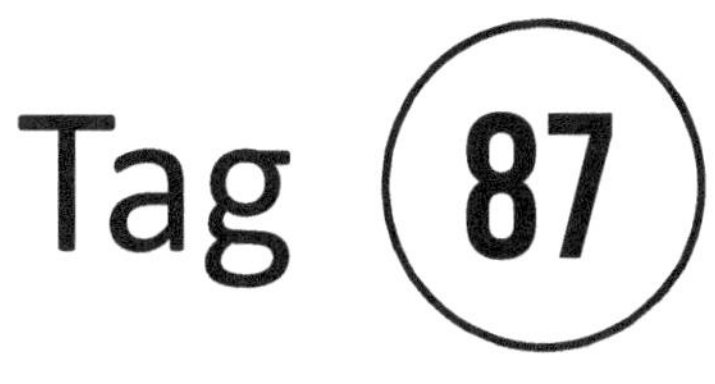 87

Datum: ....

Stimmung:    

Frühstück:

....

....

....

....

Snacks:

....

....

....

....

Mittagessen:

....

....

....

....

....

....

....

....

Abendessen:

....

....

....

....

....

....

....

....

Gesamtkalorien: Gewicht   Schlafdauer   Wasser

....

Sportliche Aktivitäten:

....

....

....

....

....

Zusätzliche Notizen:

....

....

Tag 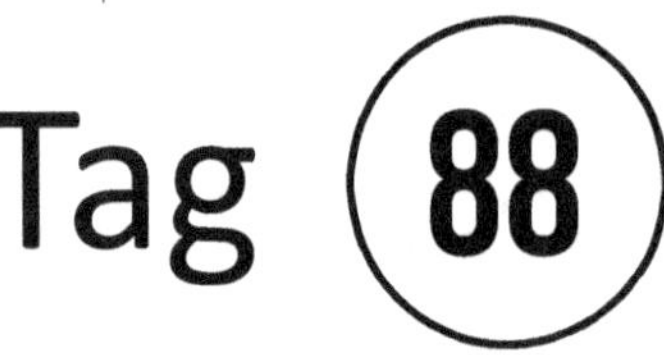 88

Datum: ....

Stimmung:    

Frühstück: | **Mittagessen:** | **Abendessen:**

....

Snacks:

....

Gesamtkalorien: Gewicht   Schlafdauer   Wasser

....

Sportliche Aktivitäten:

....

Zusätzliche Notizen:

....

Tag 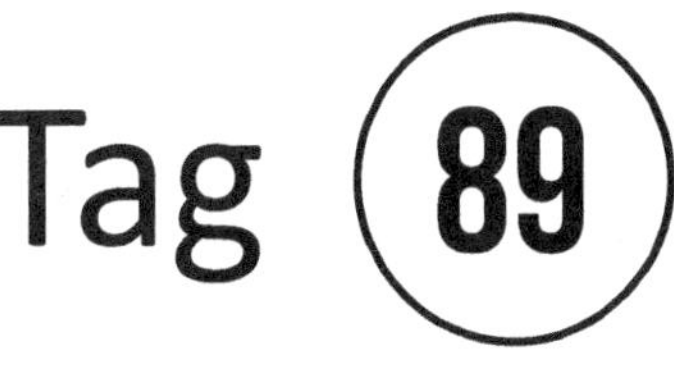 89

Datum: ....

Stimmung:    

○ ○ ○ ○

Frühstück: **Mittagessen:**   **Abendessen:**

....
....
....
....

Snacks:

....
....
....
....

Gesamtkalorien: ▣ **Gewicht**   🛏 **Schlafdauer**   🥛 **Wasser**

....

Sportliche Aktivitäten:

....
....
....
....
....

Zusätzliche Notizen:

....
....

Tag 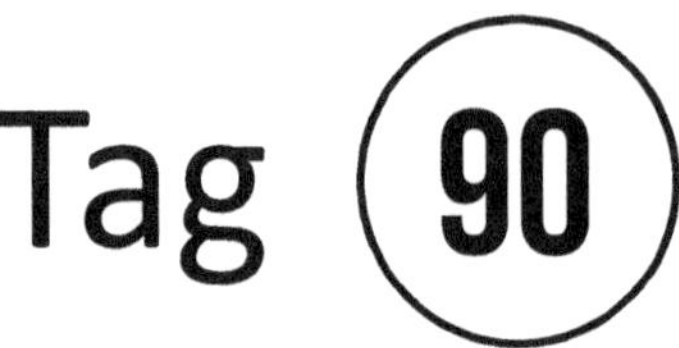 90

Datum: ....

Stimmung:    
○   ○   ○   ○

Frühstück: **Mittagessen:**   **Abendessen:**

....

....

....

....

Snacks:

....

....

....

....

Gesamtkalorien: ⬛ **Gewicht**   🛏 **Schlafdauer**   🥤 **Wasser**

....

Sportliche Aktivitäten:

....

....

....

....

Zusätzliche Notizen:

....

....

www.ingramcontent.com/pod-product-compliance
Lightning Source LLC
Chambersburg PA
CBHW061722250726
48657CB00002B/726